ASILE PUBLIC D'ALIÉNÉS D'ARMENTIÈRES.

COMPTE-RENDU

SUR LE

SERVICE MÉDICAL DE L'ASILE PENDANT L'ANNÉE 1875.

PAR LE

Docteur BOUTEILLE,

Directeur-Médecin de l'Asile ;
Membre correspondant de la Société Médico-Psychologique de Paris ;
Membre de la Société de Médecine mentale de Belgique ;
Membre titulaire non résidant de la Société de Médecine de Lille (Nord) ;
Membre du Conseil d'hygiène d'Armentières ;
etc., etc.

ASILE PUBLIC D'ALIÉNÉS D'ARMENTIÈRES.

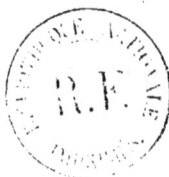

COMPTE-RENDU

SUR LE

SERVICE MÉDICAL DE L'ASILE PENDANT L'ANNÉE 1875.

PAR LE

DOCTEUR BOUTEILLE,

Directeur-Médecin de l'Asile ;
Membre correspondant de la Société Médico-Psychologique de Paris ;
Membre de la Société de Médecine mentale de Belgique ;
Membre titulaire non résidant de la Société de Médecine de Lille (Nord) ;
Membre du Conseil d'hygiène d'Armentières ;
etc., etc.

Le compte-rendu médical ne pourra recevoir, cette année, un développement aussi complet que celui de 1874. Ce sera donc simplement une statistique accompagnée de quelques réflexions, que nous présenterons. On comprendra qu'il ne nous soit pas possible de donner à ce travail toute l'étendue que mérite l'examen d'un service médical aussi important que celui de l'Asile d'Armentières.

Chargé à la fois des fonctions administratives et médicales, ayant, en outre, à nous occuper activement des travaux de reconstruction, nous ne pouvons donner en ce moment tout le temps désirable à la question scientifique, qui nous offre néanmoins le plus grand intérêt.

La vie du Directeur-Médecin est une existence toute d'abnégation, hérissée de difficultés, parfois de mécomptes, mais avant tout de dévouement.

Si l'on n'apporte pas, dans la tâche à remplir, la volonté de bien faire, si l'on ne borne pas avant tout son ambition à soulager les malades par des soins et des attentions de tous les instants, il est inutile d'embrasser cette carrière déjà si ingrate. Il faut, pour la suivre, avoir la conscience de sa position, l'amour du travail et le désintéressement.

Des temps plus favorables, nous l'espérons, viendront certainement plus tard et nous pourrons alors nous appliquer plus spécialement aux travaux scientifiques de fin d'année et leur donner tout le développement que leur importance réclame.

CHAPITRE Ier.

Mouvement de la population pendant l'année 1875.

> « La folie ne progresse point. La population
> » des Asiles d'aliénés, eu égard à la moyenne
> » de la population , s'équilibre de plus en
> » plus. Il est donc permis de penser qu'elle
> » ne subira plus de trop grands écarts. »

Le 31 décembre 1874, il y avait dans l'Asile 593 malades répartis comme suit :

1º	A la charge des familles		34
2º	Id.	du département du Nord	461
3º	Id.	du département de la Seine	87
4º	Id.	d'autres départements	3
5º	Id.	de la Guerre	4
6º	Id.	de l'État	4
			593

En 1875 , le chiffre des aliénés existants au 31 décembre est de 592, classés de la manière suivante :

1º	A la charge des familles		32
2º	Id.	du département du Nord	466
3º	Id.	du département de la Seine	81
4º	Id.	d'autres départements	4
5º	Id.	de la Guerre	4
6º	Id.	de l'État	5
			592

Comparées entre elles, les années 1874 et 1875 présentent les différences suivantes :

			En plus.	En moins.
1º	A la charge des familles		»	2
2º	Id.	du département du Nord	5	»
3º	Id.	du département de la Seine	»	6
4º	Id.	d'autres départements	1	»
5º	Id.	de la Guerre	»	»
6º	Id.	de l'État	1	»
			7	8

Soit, en résumé, entre ces deux années, un malade en moins.

La moyenne de la population qui a été, en 1874, de 588,7

Est, en 1875, de 602,2

Elle est donc supérieure cette année de 13,5

C'est là, croyons-nous, un fait accidentel que nous ne constaterons probablement point plus tard. Déjà, du reste, des moyennes élevées ont été observées, mais elles ne se sont pas maintenues. Il y a tout lieu de penser que le chiffre de la population variera généralement entre 550 et 600 malades.

Les aliénés présents au 31 décembre 1875 étaient classés, d'après l'affection dont ils étaient atteints, de la manière suivante :

Manie aiguë	43
Manie chronique	68
Mégalomanie	30
Dipsomanie	9
Lypémanie	105
Démence	123
Démence sénile	2
Paralysie générale progressive	32
Imbécillité	27
Idiotie	102
Epilepsie	50
Stupidité	1

CHAPITRE II.

Admissions.

> « S'il est une maladie qui demande, en
> effet, à être traitée dès le début, c'est très-
> certainement l'aliénation. On ne saurait
> donc trop se hâter de séquestrer un aliéné. »
>
> (DAGRON.)

Le nombre des malades admis en 1874 s'est élevé à 176; il n'a été que de 170 en 1875 ; soit entre ces deux années 6 malades de moins.

Les admissions sont réparties comme suit, en 1874 :

1° A la charge des familles			8
2°	Id.	du département du Nord	161
3°	Id.	du département de la Seine	»
4°	Id.	d'autres départements	»
5°	Id.	de la Guerre	5
6°	Id.	de l'Etat	2

176

En 1875, les aliénés entrés se classent ainsi :

1°	A la charge des familles.....................................	6
2°	Id.	du département du Nord........................ .	151
3°	Id.	du département de la Seine.......................	1
4°	Id.	d'autres départements...........................	2
5°	Id.	de la Guerre	8
6°	Id.	de l'Etat.......................................	2
			170

Soit, en 1875, une différence dans les admissions s'établissant de la manière suivante :

	En plus.	En moins.
1° Pour les pensionnaires	»	2
2° Pour les aliénés du département du Nord....................	»	10
3° Id. du département de la Seine.................	3	»
4° Id. d'autres départements.....................	»	»
5° Id. de la Guerre...........................	1	»
6° Id. de l'Etat...............................	2	»
	6	12

En 1874, il a été admis 140 malades pour la première fois, 26 pour cause de rechute et 10 par transfèrement d'un autre asile.

En 1875, il en est entré 147 pour la première fois, 17 pour cause de rechute et 6 par transfèrement. D'où il ressort qu'en 1875 il y a eu 7 aliénés de plus pour la première fois, 9 de moins par suite de rechute et 4 de moins par transfèrement.

RECHUTES.

Parmi les 17 aliénés admis par suite de rechute, 10 entraient pour la deuxième fois, 4 pour la troisième, 3 pour la quatrième.

Il faut observer, toutefois, que, dans les rechutes, figurent des malades sortis par amélioration ; d'autres dont l'aliénation mentale reconnait pour cause des habitudes d'ivrognerie et des excès de boissons alcooliques. Enfin, nous devons noter 3 malades atteints de paralysie générale progressive, chez lesquels était survenue une période de rémission.

Il y a lieu de remarquer que la guérison chez quelques-uns a été de longue durée, car ce n'est qu'après 23, 13, 12, 6 ans que l'aliénation s'est manifestée de nouveau. Nous n'insisterons pas sur les rechutes, car il est aujourd'hui reconnu qu'un accès de folie antérieur, quoique guéri, prédispose à un autre accès. « Un principe incontestable de pathologie, c'est que tous » les organes de l'économie sont d'autant plus disposés à redevenir malades, qu'ils ont été déjà » le siége d'une ou de plusieurs maladies. La folie laisse également une certaine faiblesse dans

» le cerveau, et, quelque bien guéri que soit un aliéné, il suffit, quelquefois, après cette
» première atteinte, d'une cause perturbatrice très légère, pour déterminer le retour du
» délire. » (Aubanel)

Les 170 malades, admis en 1875, étaient atteints de :

Epilepsie	13
Manie aiguë	26
Manie chronique	3
Mégalomanie	2
Dipsomanie	11
Lypémanie	40
Démence	17
Idiotie	13
Imbécillité	8
Paralysie générale progressive	37

La proportion des aliénés atteints de paralysie générale progressive s'élève à 21,6 p. %.

AGE DES ALIÉNÉS AU MOMENT DE L'ADMISSION.

Au-dessous de 10 ans	4
De 10 à 20 ans	15
» 20 à 30 »	34
» 30 à 40 »	47
» 40 à 50 »	36
» 50 à 60 »	18
» 60 à 70 »	6
» 70 à 80 »	7
» 80 à 90 »	»
Au-dessus de 90 ans	»
Inconnu	3

Les cas d'aliénation mentale ont été plus fréquents de 30 à 40, de 40 à 50, et enfin de 20 à 30. Ces chiffres sont en rapport avec les observations faites déjà par les médecins aliénistes.

ÉTAT-CIVIL.

Mariés	59
Veufs	12
Célibataires	93
Etat-civil inconnu	6

Le nombre des célibataires est toujours plus élevé, ce qui semblerait indiquer que le célibat exerce une influence prépondérante dans la production de la folie. Mais il faut observer que beaucoup d'aliénés ne peuvent se marier à cause de leur infirmité, d'où il suit que si on ne tenait pas compte du chiffre des célibataires de cette catégorie, celui de 93 se trouverait diminué notablement.

INSTRUCTION.

Le nombre des malades dépourvus d'instruction est de beaucoup supérieur à celui de l'année dernière ; nous le constatons avec peine. C'est parmi les ignorants que l'on rencontre le plus de préjugés, dont les conséquences sont de dévoyer les facultés intellectuelles et le sens moral.

PROFESSIONS.

Nous ne pensons pas que les professions exercent une influence très-marquée dans la production de la folie. Elles peuvent, réunies à d'autres causes physiques ou morales, être prises en considération, mais elles n'influent que très-indirectement.

DOMICILE.

La ville et la campagne donnent un nombre à peu près égal de malades. On ne saurait s'en étonner, car aujourd'hui le luxe, l'inconduite, l'intempérance et les passions, causes trop fréquentes de la folie, sont répandues maintenant aussi bien dans les campagnes que dans les villes.

MOIS DES ADMISSIONS.

Les admissions se répartissent à peu près également entre le premier et le deuxième semestre ; on en constate 12 de plus dans le dernier. Les saisons peuvent, dans certaines contrées, favoriser l'explosion de la folie. Si l'on en juge par la manière dont les entrées ont eu lieu, on pourrait en induire que dans le Nord les saisons n'exercent qu'une faible influence sur cette affection; toutefois en juillet il est entré 23 malades.

DURÉE DE LA MALADIE AVANT L'ADMISSION.

1 mois et au-dessous	24
1 à 3 mois	26
3 à 6 mois	4
6 mois à un an	17
1 an à 2 ans	14
2 ans et au-dessus	39
Depuis la naissance	11
Époque indéterminée	35

Les malades entrés à l'asile, dont la folie datait de un à six mois, sont au nombre de 54, tandis qu'il y en a 116 chez lesquels elle était de date plus ancienne.

La folie étant surtout curable au début, on ne saurait s'étonner du nombre relativement inférieur de guérisons en présence du chiffre élevé d'aliénés dont la maladie remontait à une époque éloignée du début. Du reste, la plupart des malades compris dans les 116 étaient déjà incurables au moment de leur admission.

CAUSES AYANT DÉTERMINÉ LA FOLIE.

Causes physiques.		*Causes morales.*	
Effets de l'âge	7	Chagrins	14
Faibles d'esprit	5	Religion exagérée	5
Fièvre typhoïde	6	Ambition déçue	6
Chute	6	Revers de fortune	2
Insolation	1	Jalousie	2
Congestion cérébrale	3	Frayeur	7
Alcoolisme	16	Séjour prolongé en prison	1
Débauche	3		
Idiotie	9	Inconnues	67
Épilepsie	9		
Chorée	1		

Les causes physiques susceptibles de déterminer la folie dominent généralement chez les hommes. Les causes morales ne sont pas aussi sans influences sur eux, mais elles agissent d'une manière indirecte. Toutefois, les causes morales et les causes physiques ont entre elles quelquefois des points de contact si insaisissables qu'il est souvent très-difficile de les distinguer et d'attribuer cette affection plutôt aux unes qu'aux autres. Aussi pensons-nous que ce n'est pas toujours une cause unique, mais bien un ensemble de causes qui concourent à la production de la folie et qui se joignent à un état morbide ou à une prédisposition organique déjà existante. « Mais toutes les causes, de quelque nature qu'elles soient, doivent nécessairement, pour donner lieu à la folie, imprimer au cerveau, à quelqu'un de ses éléments constitutifs, sanguin, nerveux ou autre, une modification organique quelconque, modification qui échappera peut-être touj)urs à nos investigations, mais que j'admets forcément, ne pouvant me rendre compte, sans elle, du développement de la maladie. » (Aubanel.)

HÉRÉDITÉ.

Du côté du père................................	8
Du côté de la mère............................	3
Hérédité indirecte.............................	7
Inconnue......................................	83
Absence présumée d'hérédité	69

L'étude de l'hérédité est pleine de difficultés, car, en général, les familles cachent avec soin ce qui se passe dans leur intérieur. Néanmoins, nous croyons qu'on la rencontre fréquemment dans l'aliénation mentale. Les chiffres ci-dessus n'expriment certainement point la vérité à cet égard, et malgré tous nos efforts pour la découvrir, nous n'arrivons qa'à des résultats bien faibles. Il ne peut en être autrement, car les notices concernant les malades admis sont généralement négatives sur cette importante question.

Nous remarquerons que sur les 170 aliénés admis en 1875 on ne compte pas moins de 88 malades incurables, soit la proportion de 51,76 p. %.

Sous le rapport nosographique, les 88 incurables sont ainsi classés :

Paralysie générale progressive..................	37
Epilepsie......................................	13
Imbécilité	8
Idiotie ....,.............	13
Démence.......................................	17

En 1874, le nombre des paralytiques admis a été de 18. Il s'est donc accru, en 1875, de plus du double et donne une proportion de 21,6 p. % de paralytiques. En général, les malades de cette catégorie meurent dans l'année de leur admission ; il n'est donc plus surprenant que les décès s'accroissent ou soient toujours tout au moins très-élevés.

Afin de rendre plus saisissable la marche de la paralysie générale progressive, nous avons annexé un tracé graphique qui permettra de suivre ce mouvement et d'en saisir rapidement les oscillations. (Voir le tracé N° 1.)

PARALYTIQUES ADMIS PENDANT LA PÉRIODE DE VINGT ANNÉES.

1855......................	10	1865..........................	14
1856......................	5	1866..........................	24
1857......................	8	1867..........................	21
1858......................	19	1868..........................	36
1859......................	11	1869..........................	17
1860......................	11	1870..........................	18
1861......................	9	1871..........................	29
1862......................	10	1872..........................	32
1863......................	16	1873..........................	31
1864......................	27	1874..........................	18

Soit, pendant les dix premières années, 126 paralytiques admis et 270 pendant les dix dernières. Soit, pendant les vingt années, 396.

En résumé, le nombre des paralytiques a plus que doublé dans les dix dernières années.

La moyenne des paralytiques admis pendant ces vingt années est de. **19,8**

En 1875, il en est entré. **37,0**

Il y a donc cette année . · . . . . : **27,2**

paralytiques admis en plus qu'il n'y en a eu en moyenne pendant les vingt années précédentes.

CHAPITRE III.

Sorties.

> « Les séquestrations promptes étant
> » suivies de plus de guérisons, ne peuvent
> » qu'alléger le budget départemental
> » puisqu'elles diminuent le nombre final
> » de journées de présence. »
>
> (DAGRON).

> « La folie ne devient incurable que
> » parce qu'on a négligé de la traiter à son
> » début et par des agents physiques. »
>
> (SAUZE).

En 1874, le chiffre des sorties a été de 69, répartis de la manière suivante :

1°	A la charge des familles......................................	8
2°	Id.	du département du Nord...........................	58
3°	Id.	du département de la Seine.......................	»
4°	Id.	d'autres départements............................	»
5°	Id.	de la Guerre......................................	3
6°	Id.	de l'Etat...	»

Il y a eu 36 sorties par guérison ; 14 par amélioration ; 17 par transfèrement et 2 pour autres causes.

En 1875, il a été constaté 66 sorties de toutes natures, réparties comme suit :

1°	A la charge des familles......................................	4
2°	Id.	du département du Nord...........................	55
3°	Id.	du département de la Seine.......................	»
4°	Id.	d'autres départements............................	»
5°	Id.	de la Guerre......................................	7
6°	Id.	de l'Etat...	»

	En plus.	En moins.
Soit pour les pensionnaires, une différence de	»	4
Soit pour les aliénés au compte du département du Nord	»	3
Id. du département de la Seine	»	»
Id. d'autres départements	»	»
Id. de la Guerre..................	4	»
Id. de l'Etat.....................	»	»
	4	7

En 1875, il y a eu 43 sorties par guérison, 4 par amélioration et 19 par transfèrement.

La moyenne des sorties par guérison a été en 1874 de 20, 4 % par rapport au chiffre des admissions et de 6, 1 % par rapport à lo population totale de l'asile.

En 1875, la moyenne des sorties par guérison est de 25, 2 % par rapport aux admissions, et de 7, 1 % eu égard à la moyenne de la population.

Il y a donc une augmentation cette année, dans les guérisons, de 4, 8 % par rapport aux entrées, et de 1 % par rapport à la population.

Les malades sortis par guérison et par amélioration sont classés comme suit par rapport aux admissions :

1° Admis pour la première fois.................. 34

2° Admis par suite de rechute.................. 13

Ces 47 malades, au moment de leur admission, étaient atteints de :

	Guéris.	Améliorés
Manie...	20	»
Lypémanie	15	»
Mégalomanie	2	»
Alcoolisme	4	»
Hypochondrie...................................	1	»
Délire des persécutions	1	»
Paralysie générale...............................	»	3
Idiotie avec agitation maniaque..................	»	1

La manie et la lypémanie ont donné le plus grand nombre de guérisons. Ce résultat est celui généralement observé.

DURÉE DE LA MALADIE AVANT LE PLACEMENT DES ALIÉNÉS GUÉRIS

1 mois et au-dessous........................... 9

De 1 à 3 mois 7

De 3 à 6 mois................................. 5

De 6 mois à 1 an .... »

De 1 an à 2 ans 3

Au-dessus de 2 ans............................ 11

Époque indéterminée 12

Parmi les placements qui ont eu lieu, il n'y a que 18 malades dont le délire ne remontait pas à plus de six mois, tandis qu'il y en a 25 chez lesquels l'affection mentale datait de plus d'un an. Il est regrettable de constater un chiffre si élevé de malades, qui, à leur arrivée dans l'établissement, étaient déjà incurables. « On sait que ce sont les aliénés admis au début de » leur maladie et traités à temps, qui fournissent presque tous les cas de guérison de nos » statistiques. » (Foville).

	Guéris.	Améliorés
Malades admis en 1875 et sortis la même année	21	1
Malades admis antérieurement et sortis en 1875.........	22	3

DURÉE DE LA MALADIE AVANT L'ADMISSION DES ALIÉNÉS SORTIS PAR GUÉRISON ET PAR AMÉLIORATION EN 1875 ET QUI ÉTAIENT ENTRÉS DANS L'ÉTABLISSEMENT EN 1875.

	Guéris.	Améliorés
1 mois et au-dessous............................	2	1
De 1 à 3 mois....................................	4	»
De 3 à 6 mois....................................	1	»
De 6 mois à 1 an.................................	»	»
De 1 an à 2 ans..................................	2	»
De 2 ans et au-dessus	6	»
Époque indéterminée	6	»

DURÉE DE LA MALADIE AVANT L'ADMISSION DES ALIÉNÉS SORTIS EN 1875 ET ADMIS ANTÉRIEUREMENT.

	Guéris.	Améliorés
1 mois et au-dessous	5	2
De 1 à 3 mois....................................	4	»
De 3 à 6 mois....................................	1	»
De 6 mois à 1 an.................................	»	»
De 1 an à 2 ans..................................	2	»
De 2 ans et au-dessus............................	3	1
Époque indéterminée	7	»

AGE DES ALIÉNÉS AU MOMENT DE LEUR SORTIE PAR GUÉRISON ET PAR AMÉLIORATION.

De 10 ans à 20 ans............................ 7
De 20 ans à 30 ans............................ 8
De 30 ans à 40 ans............................ 15
De 40 ans à 50 ans............................ 10
De 50 ans à 60 ans............................ 7

ÉTAT-CIVIL.

Mariés.. 15
Veufs... 4
Célibataires 28

PROFESSIONS.

Professions libérales......................... 2
Rentiers ou propriétaires..................... 1
Professions industrielles ou commerçantes 17
Professions manuelles......................... 18
Professions agricoles......................... 1
Militaires.................................... 4
Gens à gages.................................. »
Sans profession 3
Professions inconnues 1

MOIS DES SORTIES.

Janvier......	2	Juillet......	6
Février......	1	Août.........	1
Mars.........	8	Septembre....	4
Avril........	4	Octobre......	8
Mai..........	6	Novembre.....	5
Juin.........	»	Décembre.....	5

DURÉE DU TRAITEMENT.

1 mois et au-dessous.......................... »
De 1 à 3 mois................................. 12
De 3 à 6 mois................................. 17
De 6 mois à 1 an ..:.......................... 11
De 1 an à 2 ans............................... 4
De 2 ans et au-dessus......................... 3

CAUSES AYANT DÉTERMINÉ LA FOLIE DES ALIÉNÉS SORTIS GUÉRIS.

Idées religieuses exagérées 1
Abus de boissons alcooliques 7
Chagrins domestiques 6
Fièvre typhoïde............................. 5
Congestion cérébrale.......................... 1
Idées de persécutions 3
Frayeur...................................... 2
Jalousie..................................... 1
Inconnues................................... 21

Dans le but de prévenir les rechutes et de faciliter les sorties, la création d'une société de patronage pour les aliénés serait d'une utilité incontestable. Cette société aurait pour mission de procurer du travail aux malades lorsqu'ils quittent l'établissement et de les secourir. Il est reconnu que la plupart d'entre eux redeviennent aliénés parce que, livrés tout à coup à eux-mêmes et à leur propre initiative, ils sont exposés souvent à la misère et aux dangers qu'offre l'isolement.

Nous aimons à espérer que cet appel sera entendu par les personnes charitables et que nous verrons la réalisation des vœux que nous formons à ce sujet.

CHAPITRE IV.

Décès.

> « Bien plus, la mortalité dans la folie
> » est plus considérable que chez l'homme
> » en santé. »
>
> (MARCE).

> « Chez les aliénés, les causes de mor-
> » talité sont donc bien plus nombreuses
> » que chez l'homme jouissant de ses fa-
> » cultés intellectuelles. »
>
> (MARCE).

En 1874, les décès ont atteint le chiffre de 88 et se divisent comme suit :

1° A la charge des familles 2
2° Id. du département du Nord........................... 77
3° Id. du département de la Seine 7
4° Id. d'autres départements............................ »
5° Id de la Guerre................................... 1
6° Id. de l'État 1

En 1875, le chiffre des décès s'est élevé à 105 répartis de la manière suivante :

1° A la charge des familles 5
2° Id du département du Nord 90
3° Id. du département de la Seine........................ 7
4° Id. d'autres départements............................ »
5° Id. de la Guerre 1
6° Id. de l'État.. 2

	En plus.	En moins.
Soit pour les pensionnaires une différence de..................	3	»
Soit pour les aliénés au compte du département du Nord	13	»
Id.　　　du département de la Seine.......	»	»
Id.　　　d'autres départements...........	»	»
Id.　　　de la Guerre...................	»	»
Id.　　　de l'Etat.....................	1	»

La moyenne des décès en 1874, par rapport à la population, a été de 14,9 p. %. En 1875, elle est de 17,4 p. °/°.

L'augmentation des décès est due, cette année, à une épidémie de fièvre typhoïde. Cette maladie, qui a régné en ville pendant longtemps, s'est déclarée dans l'établissement dans le courant du mois de septembre et s'est rapidement développée, bien que tous les moyens aient été employés pour en arrêter la marche. Il était difficile de s'opposer aux progrès du mal, car l'encombrement des quartiers ne pouvait qu'en favoriser le développement. Si, a écrit Trousseau, « l'encombrement à lui tout seul n'engendre pas la maladie, du moins aide-t-il » singuliérement son développement, puisqu'il favorise la contagion et tend-il à augmenter » sa gravité et même à lui faire revêtir un caractère épidémique des plus meurtriers. »

Si nous considérons la mortalité sans tenir compte des décès dus à la fièvre typhoïde, nous ne nous écartons pas, à fort peu de choses près, des observations faites à ce sujet les années précédentes, car la proportion se réduit à 15,4 et donne, par rapport à 1874, une augmentation de 5 dixièmes seulement. Augmentation peu sensible, insignifiante même, eu égard à la moyenne de la population qui est de 602 malades, alors qu'en 1874 elle n'était que de 588.

Si, d'autre part, on examine la nature des affections ayant occasionné la mort, on ne sera point étonné du chiffre élevé de la mortalité. Sur 105 décès, nous n'en avons pas moins de 28 dus à la paralysie générale progressive qui, à elle seule, donne la proportion énorme de 26,66 p. °/₀ de paralytiques.

Si maintenant nous envisageons la mortalité telle qu'elle a été, nous sommes placé dans une situation à peu près semblable à celle qu'on a déjà observée antérieurement dans les années d'épidémie.

Au surplus, la mortalité a toujours été élevée dans l'Asile d'Armentières, où il n'y a que des hommes, et l'on sait qu'elle est bien plus grande dans les asiles d'hommes que dans les asiles de femmes. Nos prédécesseurs ont déjà antérieurement établi que la proportion de 15 à 16 p. % constituait le chiffre habituel *normal* des décès.

Nous avons, du reste, relevé la moyenne des décès pendant 20 années, de 1855 à 1874.

MOYENNE DES DÉCÈS PENDANT VINGT ANNÉES.

1855	12,82	1865	16,30
1856	13,44	1866	18,62
1857	11,13	1867	16,88
1858	15,16	1868	13,80
1859	11,23	1869	12,69
1860	12,80	1870	10,36
1861	13,40	1871	15,50
1862	11,14	1872	12,56
1863	14,89	1873	11,52
1864	14,53	1874	14,92

Il ne faudrait pas se laisser trop impressionner par ces proportions de décès, car la fréquence de la mortalité est, ainsi que je viens de le dire, beaucoup plus grande chez les hommes ; c'est certainement dans la paralysie générale, l'épilepsie, la phthisie pulmonaire, dont la proportion est ici beaucoup plus élevée que partout ailleurs, et enfin dans les folies causées par l'alcool qu'il faut en rechercher la cause.

La paralysie générale s'observe beaucoup plus fréquemment dans le sexe masculin que dans le sexe féminin; elle est deux fois plus commune chez les hommes que chez les femmes. « Cette » mortalité si grande chez les aliénés paralytiques nous explique pourquoi il est mort plus » d'hommes que de femmes. La paralysie est très-rare chez la femme, comparativement à sa » fréquence chez l'homme. » (AUBANEL).

« Cette affection, écrivait M. Auzouy, sévit avec une intensité croissante dans la division des » hommes, qui, d'après nos relevés annuels, y sont infiniment plus sujets que l'autre sexe. » Cette redoutable affection entre, pour près d'un tiers, dans les éléments de mortalité de la » division des hommes. »

Enfin, nous devons ajouter que le froid précoce et intense ainsi que l'humidité excessive qui ont régné pendant le dernier trimestre, ont exercé une influence très-marquée sur la mortalité en augmentant le nombre et la gravité des affections intercurrentes et, par suite, le chiffre des décès. « La mortalité est plus forte pendant les mois froids et humides.» (Dʳ DE PIETRA SANTA).

Lors de leur admission dans l'asile, les malades décédés étaient atteints des affections ci-après :

Manie	16
Lypémanie	11
Délire des persécutions	1
Paralysie générale progressive	28
Démence	27
Epilepsie	10
Idiotie	9
Imbécilité	3

Quant à la fréquence de la mortalité, elle s'observe d'abord dans la paralysie générale progressive, puis dans la démence, enfin dans la manie aiguë; viennent ensuite l'épilepsie et l'idiotie.

La nature pathologique de ces affections nous explique la fréquence des décès.

« Rien ne prouve mieux la solidarité des troubles de l'intelligence et des maladies, ainsi
» que les souffrances d'organisme, que la mortalité plus grande des aliénés comparée à celle
» des individus recueillis dans les hôpitaux ordinaires. » (Morel).

Nous observerons aussi que, parmi les 170 aliénés admis, 39 sont décédés dans le courant de l'année, soit 22,9 p. % des aliénés admis.

DURÉE DE LA MALADIE AVANT L'ADMISSION DES ALIÉNÉS ADMIS ET DÉCÉDÉS EN 1875
ET DE CEUX ADMIS ANTÉRIEUREMENT ET DÉCÉDÉS EN 1875.

	Admis et décédés en 1875.	Admis antérieurement à 1875 et décédés en 1875.
De 1 mois et au-dessus....................	5	7
De 1 à 3 mois................................	5	6
De 3 à 6 mois	4	1
De 6 mois à 1 an............................	7	8
De 1 an à 2 ans..............................	4	5
De 2 ans et au-dessus	6	20
Depuis la naissance	2	1
Inconnue.....................................	6	18

DURÉE DU SÉJOUR DES 39 ALIÉNÉS ADMIS ET DÉCÉDÉS DANS L'ANNÉE.

Du 1er jour au 20e............	4	Du 5e au 6e mois	2
Du 20e jour au 40e..............	4	Du 6e au 7e mois	3
Du 40e jour au 60e..........	4	Du 7e au 8e mois	3
Du 60e jour au 90e............	10	Du 8e au 9e mois	»
Du 3e au 4e mois..............	5	Du 9e au 10e mois	»
Du 4e au 5e mois..............	3	Du 10e au 11e mois.............	1
Du 11e au 12e mois............	»		

Ces chiffres nous paraissent de nature à établir que la mortalité réside surtout dans ce fait que beaucoup de malades meurent par suite du mauvais état de santé, tant au point de vue physique que mental, dans lequel ils se trouvent au moment de leur admission. Le traitement qu'on peut instituer pour prolonger l'existence de ces malheureux est, dans ces cas-là, sans efficacité, et nous n'avons autre chose à faire qu'à enregistrer leur décès. « La mortalité, a
» écrit M. Lunier, inspecteur-général, est bien plus forte dans les asiles d'aliénés que dans la
» population libre. Il n'y a point lieu de s'en étonner, si l'on considère que les aliénés sont des
» malades, dont un assez grand nombre même, surtout dans les grands centres, présentent, au
» moment de leur entrée, des affections organiques, cérébrales ou autres, qui les emportent
» fatalement en quelques jours. »

DURÉE DU SÉJOUR DES ALIÉNÉS ADMIS AVANT 1875 ET DÉCÉDÉS PENDANT L'ANNÉE.

Moins d'un mois	1	De 10 à 11 mois	»
De 1 à 2 mois	1	De 11 à 12 mois	2
De 2 à 3 »	1	De 1 à 2 ans	8
De 3 à 4 »	1	De 2 à 3 ans	9
De 4 à 5 »	1	De 3 à 4 ans	3
De 5 à 6 »	1	De 4 à 5 ans	2
De 6 à 7 »	2	De 5 à 10 ans	9
De 7 à 8 »	3	De 10 à 20 ans	13
De 8 à 9 »	2	De 20 à 30 ans	5
De 9 à 10 »	»	Au-dessus de 30 ans	2

MOIS DES DÉCÈS.

Janvier	8	Juillet	7
Février	13	Août	2
Mars	6	Septembre	5
Avril	10	Octobre	14
Mai	2	Novembre	14
Juin	6	Décembre	18

Les décès ont été plus fréquents pendant les mois de février, avril, octobre, novembre, décembre. C'est à la fièvre typhoïde qu'il faut les attribuer, surtout pendant les trois derniers mois. L'influence de la maladie s'est fait sentir sur d'autres affections intercurrentes, qui ont présenté des symptômes typhiques, et ont contribué à leur imprimer un caractère de gravité, qu'elles n'auraient pas eu sans cette complication. Nous devons enfin ajouter que les saisons froides sont très-funestes aux aliénés, aussi doit-on prendre beaucoup de précautions à leur égard, mais néanmoins l'influence atmosphérique s'exerce plus particulièrement chez les malades de cette catégorie qui, en proie à leur délire, ne manifestent point leurs sensations et sont dans l'impossibilité de prendre les précautions les plus élémentaires pour se garantir du froid et de l'humidité, et qui même le plus souvent refusent les soins dont on les entoure.

AGE DES ALIÉNÉS DÉCÉDÉS.

Au-dessous de 10 ans	1	De 50 à 60 ans	18
De 10 à 20 ans	3	De 60 à 70 ans	9
De 20 à 30 ans	12	De 70 à 80 ans	13
De 30 à 40 ans	20	De 80 à 90 ans	»
De 40 à 50 ans	27	Au-dessus de 90 ans	»
Inconnu	2		

Nous ne comptons pas moins de 22 décès compris 60 et 80. Les autres ont été plus nombreux de 40 à 50.

Il n'y a, du reste, pas lieu de s'étonner que la mortalité soit plus élevée cette année, car elle a été généralement supérieure à peu près partout aux années précédentes.

ÉTAT-CIVIL.

Mariés	37
Veufs	12
Célibataires	51
Sans renseignements	5

PROFESSIONS.

Prfessions libérales............................ 7
Rentiers ou propriétaires....................... 4
Professions industrielles ou commerçantes 24
Professions manuelles 45
Professions agricoles........................... 5
Militaires 3
Gens à gages.................................. »
Sans profession............................... 18
Professions inconnues.......................... 2

DURÉE DU TRAITEMENT.

4 mois et au-dessous............................ 7
De 1 à 2 mois................................. 44
De 2 à 3 mois................................. 7
De 3 à 4 mois................................. 5
De 4 à 5 mois 3
De 5 à 6 mois................................. 10
De 6 mois à 4 an.............................. 44
De 4 an à 2 ans.............................. 7
Au-dessus de 2 ans............................ 38

MALADIES AYANT OCCASIONNÉ LA MORT.

Marasme nerveux	44	Cystite chronique	4
Congestion épileptique	42	Péritonite	4
Apoplexie	44	Ramollissement cérébral	4
Paralysie générale	28	Démence sénile	2
Phthisie	40	Hypertrophie du cœur	4
Fièvre typhoïde	44	Catarrhe chronique	4
Pneumonie	5	Pleurésie	4
Phlegmon diffus	4	Méningite	2

Il ressort du tableau ci-dessus que 59 malades sont morts par le cerveau, 27 d'une affection des voies respiratoires et 14 de marasme nerveux, etc.

PARALYTIQUES DÉCÉDÉS DE 1855 A 1874.

Nous avons annexé à ce tableau un tracé graphique. (Voir à la fin le tracé N° 2).

1855	7	1865	46
1856	4	1866	24
1857	9	1867	46
1858	42	1868	29
1859	44	1869	20
1860	44	1870	44
1861	44	1871	30
1862	6	1872	23
1863	8	1873	26
1864	46	1874	25

CHAPITRE V.

Maladies intercurrentes.

« Les aliénés sont soumis à toutes les
» influences pathologiques qui agissent
« sur l'homme en santé. »

(MARCE).

AFFECTIONS INTERNES.	Janvier.	Février.	Mars.	Avril.	Mai.	Juin.	Juillet.	Août.	Septembre.	Octobre.	Novembre.	Décembre.	Total général.
Phthisie pulmonaire	1	»	»	1	»	3	»	3	4	1	2	6	21
Diarrhée	1	2	3	5	3	14	6	7	4	4	13	7	69
Embarras gastrique	3	2	1	2	6	5	8	2	»	2	2	5	38
Rhumatisme articulaire	1	»	»	»	1	»	»	»	»	»	»	»	2
Ictère	1	»	»	»	»	1	»	»	»	»	»	»	2
Congestion cérébrale	2	6	1	1	5	3	3	6	»	2	1	3	33
Anémie..	2	1	2	2	2	3	2	2	1	2	4	6	29
Fièvre typhoïde	»	1	»	»	»	»	»	»	»	5	6	14	26
Congestion épileptique	»	»	1	»	1	»	»	4	»	»	»	1	7
Broncho-Pneumonie	»	»	1	»	»	»	»	»	»	»	»	»	1
Gastro-Entérite	»	»	1	»	»	»	»	»	»	»	»	»	1
Pneumonie double	»	»	1	»	»	»	»	»	»	»	»	»	1
Pneumonie	»	»	»	3	»	»	»	»	1	»	»	1	5
Bronchite	»	»	»	3	»	»	»	»	»	»	»	»	3
Constipation	»	»	»	»	1	»	»	»	»	»	»	»	1
Dyssenterie	»	»	»	»	1	2	»	»	»	»	»	»	3
Pleurésie	»	»	»	»	»	2	»	»	»	»	»	»	2
Marasme nerveux	»	»	»	»	»	»	»	2	»	»	1	1	4
Meningo-Encéphalité	»	»	»	»	»	»	»	»	1	»	»	»	1
Affection organique du cœur..	»	»	»	»	»	»	»	»	1	»	»	»	1
Congestion pulmonaire	»	»	»	»	»	»	»	»	»	»	2	»	2
Scarlatine	»	»	»	»	»	»	»	»	»	»	»	1	1
Bronchite chronique	»	»	»	»	»	»	»	»	»	»	»	1	1
TOTAL......	14	12	14	17	20	19	33	27	14	16	31	46	254

Les aliénés sont, par le fait de l'état pathologique dans lequel ils se trouvent, plus exposés que l'homme en santé à contracter des affections incidentes. Elles offrent, chez eux des caractères de gravité qu'on ne retrouve pas chez les êtres sains d'esprit. Le traitement est généralement sans efficacité, car l'affection est déjà souvent très-avancée lorsqu'on est appelé à la soigner.

Nous mentionnerons néanmoins la fréquence des affections gastro-intestinales, et celle non moins grande de la phthisie. Cette dernière affection, commune dans le Nord, revêt chez les aliénés un caractère plus grave que chez les malades ordinaires, car elle intervient comme une complication, et contribue généralement, liée à un état aigu, à déterminer rapidement la mort.

Quant à la diarrhée, elle est aussi communément observée chez les aliénés. Je la crois, néanmoins, plus susceptible de se produire chez les malades du Nord que chez ceux du Midi, à cause du froid intense, de l'humidité excessive pendant l'hiver et des variations de température qui ont lieu pendant la saison chaude. Des causes multiples sont susceptibles de déterminer cette affection; je ne les examinerai point, mais j'en indiquerai une, toutefois, qui me paraît être importante, et qui passe souvent inaperçue, bien qu'elle soit commune parmi une certaine catégorie de malades : c'est la skatophagie.

Nous avons compris dans ce relevé toutes les diarrhées de quelque nature qu'elles soient, même celles qui n'ont été que passagères, dues à des variations brusques de la température, et sans gravité, qui auraient pu être passées sous silence. Nous nous sommes strictement renfermé dans les faits soumis à l'observation et nous aurons pour l'avenir des termes de comparaison qui nous manquent actuellement. Nous indiquerons toutefois que les chances de succès dans le traitement des affections incidentes chez les aliénés sont d'autant plus grandes que l'on agit plus énergiquement et plus vite.

Maladies incidentes.

AFFECTIONS EXTERNES.	Janvier.	Février.	Mars.	Avril.	Mai.	Juin.	Juillet.	Août.	Septembre.	Octobre.	Novembre.	Décembre.	TOTAL.
Conjonctivite granuleuse.....	10	3	»	1	3	6	5	1	3	5	3	3	43
Furoncles	3	»	»	»	3	3	2	»	»	1	»	2	14
Plaie de tête	1	»	»	»	»	»	»	»	»	»	»	»	1
Phlegmon	1	1	1	1	»	»	»	»	»	»	»	»	4
Plaie des extrémités inférieures	1	»	»	»	2	3	1	»	1	»	2	3	13
Gâle......................	3	1	1	»	»	1	1	»	»	»	»	»	8
Plaie du voile du palais......	»	1	»	»	»	»	»	»	»	»	»	»	1
Chute du rectum...........	»	»	1	»	»	1	»	»	»	»	»	»	2
Œdème généralisé	»	»	»	1	»	»	»	»	»	»	»	»	1
Eschares du sacrum	»	»	»	»	»	»	»	»	1	»	»	»	1
Abcès.....................	»	»	»	1	»	2	1	»	1	»	1	»	7
Erysipèle de la face.........	»	»	»	1	»	»	»	»	»	»	»	»	1
Panaris	»	»	»	»	1	»	1	»	»	»	»	»	2
Plaies contuses.............	»	»	»	»	2	1	2	»	»	»	»	»	5
Anthrax...................	»	»	»	»	1	1	1	»	1	»	»	»	4
Œdème des extrémités inférᵉˢ	»	»	»	»	3	6	1	»	1	»	»	»	11
Entorse	»	»	»	»	1	»	1	»	»	»	»	»	1
Fracture du cubitus........	»	»	»	»	1	»	»	»	»	»	»	»	1
Fracture du col de fémur.....	»	»	»	»	1	»	2	»	»	»	»	»	1
Eczéma	»	»	»	»	2	2	»	1	»	»	»	»	5
Contusion.................	»	»	»	»	»	1	»	»	»	»	1	1	3
Paralysie de la vessie........	»	»	»	»	»	»	1	»	»	»	1	»	2
Hémorroïdes	»	»	»	»	»	»	»	»	»	»	1	»	1
Œdème des paupières.......	»	»	»	»	»	»	»	»	»	»	1	»	1
TOTAL	19	7	3	5	20	27	16	3	8	6	10	9	133

La conjonctivite granuleuse qui règne à l'Asile est, de toutes les affections externes celle qui a fourni le plus de malades à notre observation. Cette maladie ne reconnaît pas pour cause l'encombrement, ainsi que nos confrères ont paru le penser. Beaucoup de malades nous arrivent lorsqu'ils sont déjà atteints de cette affection.

Mais si, en principe, ce n'est pas à cette cause qu'il faut l'attribuer c'est certainement à la contagion que l'encombrement ne peut que favoriser qu'est dû le développement de la conjonctivite granuleuse. Depuis que nous avons établi une salle pour le traitement des maladies des yeux, où ces malades sont le plus possible isolés des autres, nous avons remarqué que la conjonctivite granuleuse est moins fréquente. Nous espérons qu'avec des soins assidus cette affection cessera, mais nous ne devons pas nous dissimuler qu'il faudra du temps et de la patience pour arriver à ce résultat.

Ce n'est point seulement à l'Asile qu'on l'observe, elle existe parmi les populations ouvrières dans plusieurs villes du Nord. Elle est aussi très-commune en Belgique, depuis que les granuleux militaires Belges ont été renvoyés dans leurs foyers, où ils l'ont transmise à leurs parents.

Les eschares du sacrum, des trochanters et des coudes, s'observent quelquefois chez les malades gâteux, les paralytiques et surtout chez ceux que l'on est dans l'obligation de maintenir continuellement au lit. Quels que soient les soins hygiéniques dont on entoure les malades de cette catégorie, il est souvent bien difficile d'empêcher la production de ces plaies, alors même que le système de couchage offre les conditions les plus favorables. Elles se produisent généralement sous l'influence d'une lésion cérébrale ; d'autres causes, que je passerai ici sous silence, contribuent aussi à en favoriser le développement.

Les nombreux moyens de traitement employés jusqu'à ce jour n'ont pas donné des résultats bien satisfaisants ; aussi, voudra-t-on nous permettre d'indiquer une méthode de pansement, avec des bandes de diachylon, que nous avons imaginée, c'est celle qui nous a donné jusqu'à présent les meilleurs résultats.

On doit se servir de bandes de diachylon ayant au moins 4 à 5 centimètres de largeur et être suffisamment longues pour venir s'imbriquer en avant sur l'abdomen. Il est de toute nécessité de recouvrir les parties saines de la peau, avant de placer les bandes de diachylon, avec des compresses, sans quoi, elles ne tarderaient pas à s'ulcérer, ce pansement devant être employé quelquefois pendant plusieurs mois, suivant les dimensions des eschares. Les bandes de diachylon étant soigneusement appliquées et bien adhérentes, on recouvre les parties correspondant à la plaie avec une couche très-épaisse de charpie ou de ouate, de manière à former un moelleux coussin ; l'on maintient le tout avec de larges bandes ordinaires. On devra, surtout chez les gâteux, surveiller très-attentivement ce pansement et changer tous les jours les linges et la charpie.

Ce pansement présente, selon nous, l'avantage de permettre au malade de demeurer au lit dans toutes les positions ou de le laisser assis sur un fauteuil percé, si l'aliéné est gâteux. Généralement, sauf les premiers jours, on doit laisser les bandes de diachylon à demeure pendant huit jours. Il est inutile d'ajouter qu'on doit cautériser, si c'est nécessaire, les bourgeons charnus à chaque pansement où l'on renouvelle les bandes de diachylon.

Nous avons traité, au moyen du pansement que je viens de décrire, plusieurs malades atteints d'eschares du sacrum et des trochanters, tous ont très-bien guéris. Un malade, entre autres , avait une eschare au sacrum qui ne mesurait pas moins de 15 centimètres de largeur sur 7 de hauteur ; l'eschare du trochanter droit avait 10 centimètres de largeur sur 8 de hauteur, celle du trochanter gauche avait 8 centimètres de largeur et 7 de hauteur. La cicatrisation s'est faite dans d'excellentes conditions.

Nous n'avons pas eu à observer l'hématome de l'oreille , affection due, le plus souvent , aux violences exercées sur l'oreille. Je n'insisterai donc pas sur cette affection, j'ajouterai seulement qu'en 1859 , on observa à Lyon une véritable épidémie de tumeurs sanguines de l'oreille , qui cessa par le seul fait du renvoi d'infirmiers violents. Je suis , du reste, dans l'habitude de prévenir le personnel chargé de la surveillance des aliénés, que l'hématome ne peut être causée que par les violences qu'on exerce sur l'oreille des malades. Depuis que j'ai recours à ce moyen préventif, je n'ai que très-rarement occasion d'observer l'hématome.

Je ne m'occuperai pas des autres affections incidentes, j'ajouterai toutefois que les affections de la peau sont relativement peu fréquentes. Si quelques-unes sont dues à une diathèse , il en est qui ne sont que le résultat de la malpropreté et du manque de soins hygiéniques. La peau, dans ce cas-là, se revêt d'une couche terreuse, elle devient sèche, la transpiration, nécessaire pour la régularité des fonctions, ne s'effectuant plus, de là peuvent découler aussi des maladies graves.

CHAPITRE VI.

Traitement.

> « S'il est vrai , comme je crois l'avoir
> » démontré, que la folie est une affection
> » cérébrale et que, partant , elle réclame
> » surtout un traitement physique, est-il
> » besoin de dire que plus on s'empressera
> » de la soigner à son début, plus on aug-
> » mentera les chances de guérison ? C'est
> » un principe consacré par l'expérience
> » dans toutes les maladies, à savoir qu'il
> » est plus facile de les mener à bonne fin à
> » mesure que le traitement est appliqué dès
> » l'apparition des premiers symptômes. Ce
> » principe est surtout vrai pour la folie. »
> (SAUZE).

Le traitement dans les affections mentales est d'autant plus efficace qu'il est institué à une époque plus rapprochée du début de la maladie. Il varie suivant les formes d'aliénation mentale et suivant aussi la constitution physique du malade.

C'est surtout au traitement physique que l'on doit recourir dans le début de la folie ; il en est , du reste, de cette affection comme des autres formes pathologiques dans lesquelles on institue un traitement pharmaceutique. Je ne prétends certes pas qu'il réponde toujours au but qu'on se propose. Il est quelquefois tout aussi infidèle dans l'aliénation mentale que dans les affections ordinaires , mais il n'en constitue pas moins l'élément essentiel du traitement, si l'on admet que la folie est le résultat d'un état pathologique du cerveau ou d'une action réflexe. Les remèdes pharmaceutiques auxquels on a recours sont , le plus souvent , les opiacés, les anti-spasmodiques , les purgatifs, les bains, l'hydrothérapie, les toniques et les reconstituants. Chacun de ces moyens peut certainement rendre de grands services , et on ne doit point en négliger l'emploi suivant les cas, mais il est de toute nécessité de les employer avec sagacité. Là, on peut le dire, réside tout le succès de la médication. Je n'entrerai pas dans les détails à cet égard, et me permettrai quelques réflexions seulement à propos des bains, qui rendent incontestablement plus de services encore que les médicaments.

L'usage des bains n'est pourtant pas indistinctement applicable à tous les malades, même dans les cas de grande agitation. L'aliénation mentale est fréquemment liée à un état anémique souvent très-marqué, dans ce cas-là, les bains nous paraissent nuisibles, car, non-seulement ils ne calment pas le malade, mais ils contribuent à augmenter l'anémie et à accroître dès lors la surexcitation. Aussi, pour la lypémanie, par exemple, pensons-nous qu'il faut recourir à l'usage des toniques, tels que le vin, le quinquina, etc., et donner en même temps aux malades une bonne alimentation. Le lait, pris en assez grande quantité, est un sédatif qu'on ne saurait négliger. Il est aujourd'hui reconnu que dans certains cas de lypémanie, la diète lactée suffit à elle seule à rétablir la santé physique et, par suite, à produire la guérison de la folie.

Chez les sujets dont la constitution physique permet l'usage des bains, on doit y recourir souvent, soit même avec irrigations froides sur la tête, mais on ne doit pas, selon nous, les prolonger au-delà de deux heures. Sauf de très-rares exceptions, les bains prolongés pendant trois, quatre et six heures, ne peuvent produire que des résultats fâcheux. Ce n'est aussi que très-exéeptionnellement que nous y avons recours, et dans ces cas-là même, nous n'avons jamais ordonné de bains d'une durée de plus de trois heures.

Au point de vue hygiénique, les bains ordinaires rendent de très-grands services : ils facilitent les fonctions de la peau et permettent, ainsi que l'a judicieusement fait remarquer Aubanel, de prévenir les affections cutanées qui prennent leur origine dans la malpropreté.

Nous ajouterons encore que l'hydrothérapie rend aussi d'excellents services dans le traitement de l'aliénation mentale. Mais il faut user de ce moyen thérapeutique avec beaucoup de précautions, car il peut souvent être nuisible dans certaines formes de folie.

C'est principalement dans la manie avec affaiblissement général, la stupidité et la lypémanie avec débilité physique, que les douches hydrothérapiques, soit en pluie, soit en jet, produisent de bons effets ; enfin, si le malade ne peut supporter la douche, on aura recours au drap mouillé qui, après tout, est encore un excellent sédatif.

Si toutefois on ne peut pas attribuer à l'hydrothérapie un grand nombre de guérisons, on aura généralement au moins la satisfaction de voir s'améliorer l'état physique des malades, ce qui constitue déjà un heureux résultat.

Au traitement physique que je viens d'indiquer sommairement, il faut aussi joindre le traitement hygiénique. En première ligne, nous mentionnerons l'alimentation qui doit être autant que possible animale et végétale. Il est nécessaire de varier le régime le plus possible. On doit surtout éviter l'usage fréquent des légumes secs ; tels que pois, haricots, etc. « La digestibilité de ces aliments (légumes farineux) est plus qu'équivoque quand il s'agit de gens valides. » (Fonssagrives).

Nous ne saurions trop insister sur la nécessité qu'il y a de faire travailler les malades, surtout en plein air. Si ce moyen n'amène pas toujours la guérison, il améliore souvent la constitution physique et mentale. Mais il doit être surtout considéré comme un élément de traitement et proportionné au moins aux forces du malade. « Il est avant tout, ainsi que le pense M. Foville, un » moyen de traitement, un élément de guérison ou d'amélioration. » Aussi pensons-nous qu'il est du devoir du médecin de faire travailler les malades le plus tôt possible et surtout ceux récemment admis, lorsque leur santé physique le permet. Ce sont ceux-là, en effet, qui sont appelés à retirer les plus grands bienfaits du travail et, à cet égard, on doit les en faire profiter le plus largement possible.

La prudence commande quelquefois, il est vrai, l'hésitation, car on ne connait pas encore parfaitement l'aliéné soumis depuis peu à l'observation. Mais, néanmoins, il faut oser le plus souvent, car le malade qui vit dans un quartier, non-seulement perd l'habitude du travail, mais il s'absorbe et se complait dans son délire, pendant les longues heures de la journée qu'il passe ainsi livré à l'oisiveté ; qui à elle seule peut être considérée comme une cause d'incurabilité,

Le travail des champs est de tous celui qui est le plus salutaire, car il permet à l'aliéné de vivre en plein air ; il lui laisse une initiative sans doute limitée, mais qu'il n'estime pas moins, il lui permet de jouir d'une liberté relative, qu'il apprécie et dont il ne voudrait point être privé lorsqu'il en a usé. En outre, il trouve dans la vie passée aux champs, des distractions nombreuses variant à l'infini ; il renait à ses anciennes habitudes, s'intéresse à la culture et aux travaux qui lui sont confiés et s'attache aux objets qui l'entourent. Il faut donc l'étendre le plus possible, même aux pensionnaires ; bien que pour ces derniers ce soit le plus souvent, sinon impossible, au moins très-difficile ; néanmoins, le devoir du médecin est d'insister auprès d'eux. « Les meilleures occupations sont celles qui permettent de rester en plein air, » comme le jardinage, le travail des champs, qui conviennent, non-seulement pour les malades » des classes inférieures qui en faisaient jadis leurs occupations, mais aussi pour les individus » des classes élevées, sur qui le spectacle de la nature exerce toujours une influence favorable.» (Griesinger).

Le traitement moral ne saurait être employé au début de la folie, car il serait complètement stérile. Ce n'est pour ainsi dire que lorsque le malade est entré en pleine convalescence qu'on doit y avoir recours, c'est alors un adjuvent utile. On ne saurait donner de règle précise à cet égard, car elle réside entièrement dans le tact et la sagacité du médecin qui, par ses conseils, par l'intérêt et la confiance qu'il saura montrer aux malades confiés à ses soins, pourra les soutenir et les encourager dans les moments de défaillance qui pourraient parfois se produire encore. Le traitement moral constitue en un mot l'hygiène du cerveau et à cet égard seulement on ne saurait méconnaître l'importance qu'il peut avoir.

Enfin on doit surtout veiller à l'hygiène des aliénés, rien ne doit être négligé de ce côté là. Sous ce rapport comme sous tous les autres, la réunion des fonctions administratives et médicales offre des avantages dont on ne saurait mettre en doute l'importance, car le Directeur-Médecin donne à toutes les parties du service une unité de vues et une harmonie desquelles découlent d'heureux résultats, si le personnel administratif et médical placé sous ses ordres, s'identifie avec ses idées et ses principes.

Esquirol l'avait déjà reconnu et recommandait qu'il en fût ainsi ; il s'est exprimé comme suit à ce sujet :

« Le médecin doit être en quelque sorte, le principe de vie d'un hôpital d'aliénés. C'est par » lui que tout doit être mis en mouvement, il dirige toutes les actions, appliqué qu'il est à » être le régulateur de toutes les pensées. — Dans une maison d'aliénés, il doit y avoir un » chef et rien qu'un chef, de qui tout doit ressortir. »

Lille-Imp. L. Danel

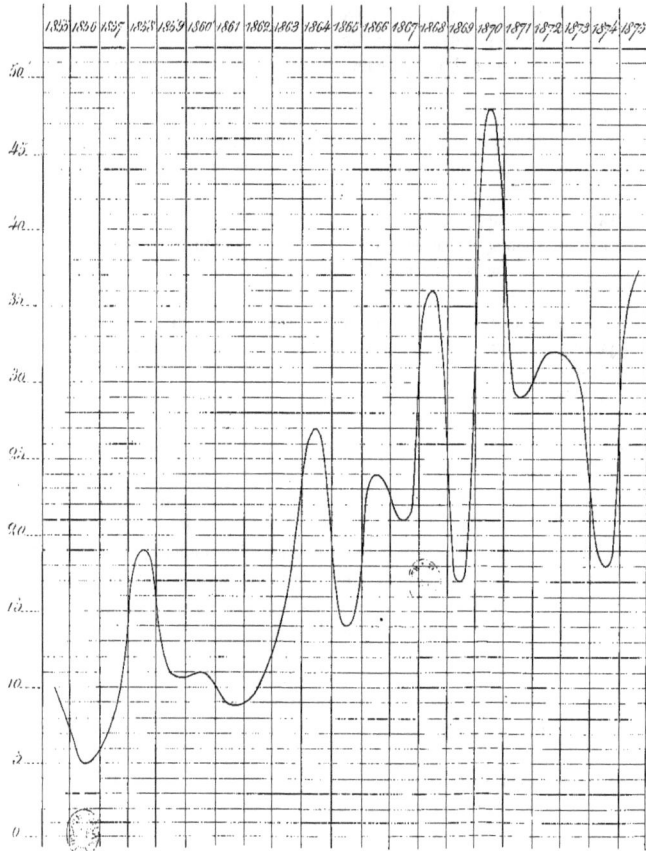

Mouvement des paralytiques admis de 1855 à 1875.

Tableau N.º 1.

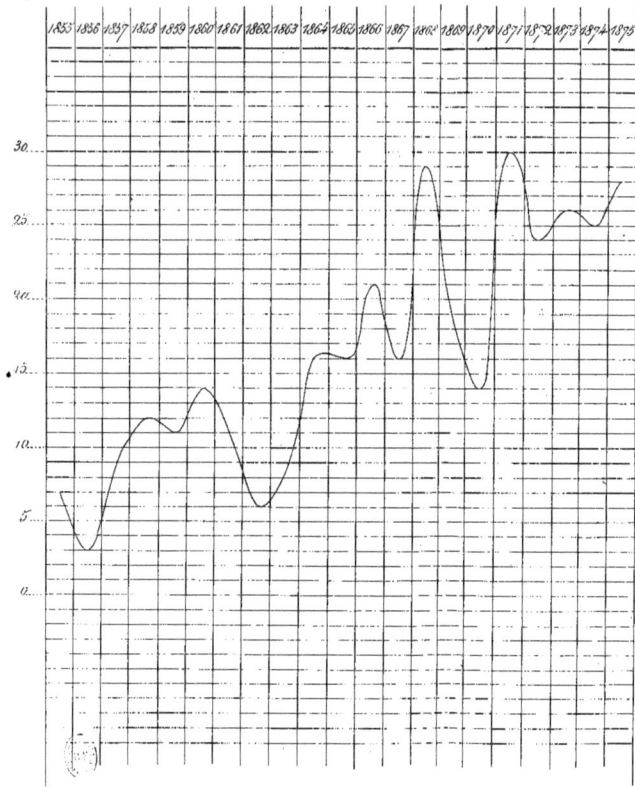

Mouvement des aliénés
paralytiques décédés
de 1855 à 1875.—

Tableau N° 2.

www.ingramcontent.com/pod-product-compliance
Lightning Source LLC
Chambersburg PA
CBHW060501200326
41520CB00017B/4877